LIGUE ÉGYPTIENNE CONTRE LA TUBERCULOSE SOUS LE HAUT PATRONAGE
DE SON ALTESSE LE KHÉDIVE

TUBERCULOSE & TUBERCULEUX EN ÉGYPTE

LA LIGUE ÉGYPTIENNE CONTRE LA TUBERCULOSE

COMMUNICATION

PRÉSENTÉE AU

CONGRÈS INTERNATIONAL DE LA TUBERCULOSE (Paris 1905)

PAR LES DOCTEURS

Hermann LEGRAND et **A. VALASSOPOULO**

Médecin sanitaire de France en Orient, Chirurgien de l'Hôpital Européen

Médecin en chef de l'Hôpital Hellénique d'Alexandrie

Délégués de la Ligue Egyptienne

PARIS
G. STEINHEIL, ÉDITEUR
2, RUE CASIMIR-DELAVIGNE, 2

1905

LIGUE ÉGYPTIENNE CONTRE LA TUBERCULOSE SOUS LE HAUT PATRONAGE
DE SON ALTESSE LE KHÉDIVE

TUBERCULOSE & TUBERCULEUX

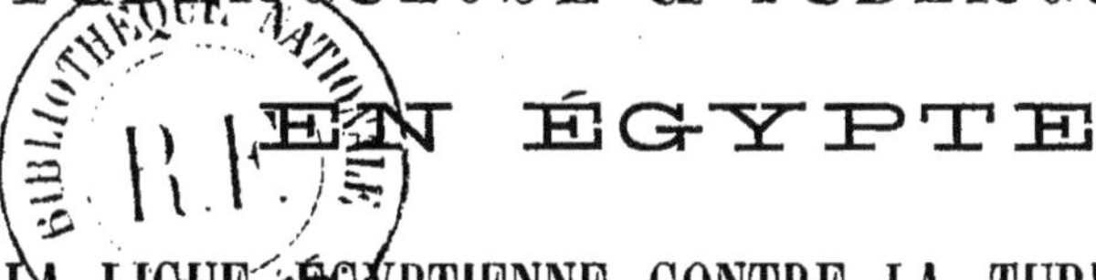

EN ÉGYPTE

LA LIGUE ÉGYPTIENNE CONTRE LA TUBERCULOSE

COMMUNICATION

PRÉSENTÉE AU

CONGRÈS INTERNATIONAL DE LA TUBERCULOSE (Paris 1905)

PAR LES DOCTEURS

Hermann LEGRAND et **A. VALASSOPOULO**

Médecin sanitaire de France en Orient, Chirurgien de l'Hôpital Européen

Médecin en chef de l'Hôpital Hellénique d'Alexandrie

Délégués de la Ligue Egyptienne

PARIS

G. STEINHEIL, ÉDITEUR

2, RUE CASIMIR-DELAVIGNE, 2

—

1905

TUBERCULOSE & TUBERCULEUX

EN ÉGYPTE

I

Tous les médecins qui pratiquent en Egypte constatent les progrès très alarmants de la tuberculose dans ce pays.

Au début du XIXe siècle, semble-t-il, l'Egypte était indemne. Franck, de l'armée de Bonaparte, décrit en 1802 chez les esclaves noirs entassés dans les caravansérails « des rhumes, des affections catarrhales fréquentes, *mais n'ayant jamais de suites fâcheuses* », et il est à noter que dans aucun des travaux des médecins de l'*Expédition*, publiés par Desgenettes, il n'est question même de bronchites chroniques ou de maladies suspectes.

Clot bey, 1840, déclare que durant une pratique de 15 ans, il n'a rencontré qu'un très petit nombre d'indigènes présentant des symptômes de phtisie, « encore n'oserions-nous affirmer, dit-il, que ce fût véritablement cette maladie, à cause de l'impossibilité où nous avons été de faire des ouvertures de cadavres ». Il admet cependant déjà que les soudanais et les abyssiniens succombent fréquemment à la phtisie.

Les choses ont bien changé depuis lors. En 1904 il y a eu 2.700 décès (1) par tuberculose, en comptant seulement le million et demi d'habitants qui peuplent les 20 principales villes de l'Egypte (2). C'est environ 5 à 6 0/0 de la mortalité générale ; mais ces chiffres sont certainement trop faibles, car ils ne comportent guère que la tuberculose pulmonaire.

Malgré le zèle et la haute compétence du Dr Engel bey, chef du

(1) En 1890 il y avait eu 2.228 décès.

(2) L'Egypte compte actuellement à peu près 8 à 9 millions d'habitants.

bureau statistique, il est impossible d'avoir des chiffres exacts dans les villages où les registres de l'état civil sont tenus par des barbiers.

Ce qu'il importe de savoir, c'est que le mal est partout, dans la Basse comme dans la Haute-Egypte ; que l'on en juge par ces chiffres relevés dans les tableaux officiels de 1904.

Basse-Egypte.

Caire	1.368	décès pour	625.000	habitants.
Alexandrie.	907	—	350.000	—
Damanhour	67	—	36.000	—
Zagazig	51	—	42.000	—
Tantah	36	—	68.000	—
Port-Saïd	35	—	41.000	—
Mansourah.	32	—	41.000	—
Suez	28	—	19.000	—
Damiette.	21	—	36.000	—

Haute-Egypte.

Assiout	99	décès pour	47.000	habitants
Fayoum	54	—	35.000	—
Minieh	56	—	25.000	—
Sohag.	50	—	15.000	—
Beni-Souef.	48	—	19.000	—
Assouan.	59	—	14.000	—
			etc. etc.	

Cette dernière ville, séjour principal des malades venus d'Europe et habitée en grande partie par des noirs (barabras), présente le pourcentage le plus élevé de toute l'Egypte, 8,1 0/0. Ensuite vient le Caire, 7 0/0, puis Alexandrie, 6,12 0/0.

Les villes à populations mixtes sont celles qui présentent les chiffres les plus élevés ; exception faite pour Rosette, ville à peu près exclusivement indigène et qui donne 7 0/0.

II

L'indigène est d'autant plus tuberculisable qu'il présente diverses tares anciennes ou d'importation récente : anémie due au climat et à la nourriture souvent insuffisante ou de mauvaise qualité ; anémies palustre, parasitaire (bilharzia, anthylostome) ; alcoolisme, qui grandit lui aussi de façon inquiétante.

Il faut encore tenir compte de la race.

La résistance au bacille tuberculeux diminue en raison directe de la couleur plus foncée de la peau ; tous les auteurs sont d'accord sur ce point. A l'hôpital de Kasr-el-Aïn il y a 80 0/0 de noirs (abbyssins, soudanais, barbarins) sur le chiffre total des décès par tuberculose.

Chez les Européens de toute nationalité et de tout rang social les chiffres relatifs sont plus élevés que la moyenne chez les indigènes ; mais il faut tenir compte des cas importés d'Europe et des autres pays. Il est pourtant malheureusement vrai, que nous voyons trop souvent la maladie frapper des jeunes gens appartenant à des familles fixées en Egypte depuis 2 ou 3 générations, et qui ne présentaient aucune tare héréditaire, vivant au contraire dans les meilleures conditions de confort et d'hygiène.

Dans les colonies européennes la mortalité par tuberculose atteint 9, 4 0/0 de la mortalité générale au Caire, et 9,3 à Alexandrie.

Voici quelques chiffres relevés dans les hôpitaux d'Alexandrie, fréquentés surtout par les Européens (année 1904).

A l'hôpital hellénique (recevant surtout des grecs), le 20 0/0 de l'ensemble des décès (44 sur 212) est dû à la tuberculose.

A l'hôpital européen (colonies austro-hongroises, françaises, italiennes, maltaises), on a compté 10 morts par phtisie sur 69 décès.

A l'hôpital israélite, en 1891 il est entré 4 tuberculeux — en 1902, 18 ; — et l'on a compté 8 morts tuberculeux sur 40 décès (20 0/0).

Les chiffres de la *Communauté arménienne* ne sont pas moins instructifs.

En 1895, sur 11 décès, 1 tuberculeux.

En 1900, sur 44 décès 13 tuberculeux
En 1904, sur 57 » 21 » = presque 50 0/0.

La population a augmenté sans doute, mais la progression du pourcentage des décès par phtisie est *beaucoup plus rapide.*

En dix ans, de 1889 à 1900, chez les Européens, le total annuel des décès par tuberculose pulmonaire est monté :

Au Caire de 50 à 75.

A Alexandrie de 62 à 85.

Encore une fois, à cause des difficultés de la statistique dans un pays cosmopolite, ces chiffres sont imparfaits ; *ils n'en révèlent pas moins une inquiétante progression.*

III

Introduits en Egypte d'abord à petite dose par un nombre restreint de malades riches, les germes tuberculeux affluent maintenant en raison des facilités de communication, d'autant plus qu'un trop grand nombre de médecins d'Europe croient encore à l'efficacité sans borne du climat d'Egypte pour toutes les maladies de l'appareil respiratoire.

Un autre contingent plus nombreux et plus dangereux encore, car il manque de toute éducation hygiénique, est venu s'ajouter ; c'est celui des travailleurs pauvres et malades, arrivant d'Europe, d'Italie de Grèce, des émigrants arméniens et syriens, souvent retour d'Amérique, qui s'empressent, croyant trouver sur les bords du Nil nourricier, le travail en même temps que la santé.

Le milieu indigène accueille tous ces germes, grâce aux prédispositions de race, aux défectuosités de l'hygiène.

Il pullule chez les habitants de ces petites maisons (échèches), de ces chambres exiguës, mal ensoleillées, souvent humides, encombrées de tapis et de nattes ; d'autant plus malsaines que les Arabes qui les surpeuplent, même ceux de la classe moyenne ou aisée, affectionnent de vivre dans l'air confiné. A la moindre indisposition, ils se hâtent de fermer, de calfeutrer toutes les ouvertures, et se surchargent de couvertures et de châles.

Les malades crachent par terre, sur les murailles ou dans des linges sordides ; des mouches innombrables se chargent de transporter les microbes sur les matières alimentaires et dans toutes les directions.

IV

Les formes cliniques de la tuberculose en Egypte sont le plus souvent rapides : bronchites subaiguës ; pneumonies caséeuses aboutissant à la forme galopante : granulies que l'on met souvent sur le compte du typhus ou des fièvres malariques.

« En dehors des cas de chirurgie génito-urinaire, aucun cas ne se présente plus souvent à l'hôpital que ceux de tuberculose. Dans les statistiques de Kasr-el-Aïn, les cas de tuberculose chirurgicale sont plus nombreux que ceux de tuberculose médicale » (Madden).

La maladie n'a guère le temps de s'attaquer aux articulations et aux os ; en pareil cas, l'exérèse radicale, l'amputation est la seule chance de salut, surtout chez les noirs. On voit plus souvent les engorgements ganglionnaires cervicaux, axillaires, les péritonites. La pleurésie séreuse, la méningite infantile sont rares.

En Europe, les phtisiques meurent à la chute des feuilles ; en Egypte, bon nombre s'en vont, il est vrai, aux fraîcheurs de décembre. La plupart succombent au printemps, lorsque soufflent les *Khamsins* (sirocco, simoun), vent brûlant du Sud-Est, chargé de sable et de poussières. Les pauvres malades perdent l'appétit, suffoquent, ou bien s'épuisent en hémoptysies répétées, incoercibles, souvent foudroyantes.

V

Comment remédier à cette situation qui semble devoir s'aggraver de plus en plus ?

Il faut : 1° restreindre autant que faire se peut, l'entrée des germes tuberculeux en Egypte ;

2° Combattre et supprimer ceux qui déjà sont installés dans le pays.

1° Pour la première partie de ce programme, les médecins étrangers à l'Egypte pourront nous prêter un concours des plus précieux.

Après l'engouement d'il y a quelques années, ils doivent s'apercevoir que tous les poitrinaires ne se trouvent pas bien en Egypte. Malgré les statistiques optimistes des Williams, des Sandwith et de quelques autres, nous devons dire bien haut que nous, praticiens d'Egypte, nous préférons envoyer nos malades *à la montagne*, au Liban, dans les Alpes, pour 2 ou 3 années de suite et sans interruption.

L'Egypte, pendant 3 mois, 4 mois d'hiver au maximum, de novembre à mars, sera réservée aux adolescents étiolés, à la poitrine étroite, aux héréditaires, aux *candidats*, aux *suspects*, aux *fermés*, à la rigueur, aux chroniques torpides à marche très lente. Ces malades se trouveront d'autant mieux parmi nous, que leur pays d'origine est froid, humide, sans altitude.

Mais il faut énergiquement détourner de l'Egypte les cas aigus, à début caséeux (pneumonique ou bronchopneumonique) : les formes infiltrées, étendues, avec ramollissement, fièvre, hecticité, tendance aux poussées et aux hémoptysies. S'ils sont originaires d'un pays montagneux, double sera la contre-indication.

Partout en Egypte, ils devront se mettre en garde *contre la poussière*, et surtout dans la Haute-Egypte ils devront se défendre *contre les brusques changements de température*, notamment au coucher du soleil (20 à 25 degrés centigrades d'écart entre le jour et la nuit).

Tous devront quitter l'Egypte avant les premiers Khamsins, c'est-à-dire dès le milieu de mars ; les chaleurs de l'été dans la haute Egypte, l'humidité sur le littoral leur seraient ultérieurement funestes.

Sera-t-il possible. en invoquant les mêmes motifs, d'enrayer l'affluence des immigrants pauvres et des ouvriers malades. Oui, en partie sans doute, mais il y a là un problème complexe d'hygiène et de politique que nous ne saurions élucider.

2° *Pour combattre et détruire les germes déjà installés dans les pays*, un groupe de personnes parmi lesquelles plusieurs médecins au courant de ce qui se fait en Europe et ailleurs, ont fondé au début de 1902, sous le haut patronage de Son Altesse le Khédive, *La Ligue égyptienne contre la tuberculose* avec deux branches principales dont l'une a son siège à Alexandrie et l'autre au Caire.

Les membres d'un *Comité scientifique* ont élaboré des rapports sur des mesures, adaptées au pays, que l'on peut prendre contre le fléau, c'est-à-dire :

— Isolement des malades dans des hôpitaux spéciaux ou dans des sanatoriums.

— Déclaration des cas de tuberculose.

— Tuberculose animale.

— Mesures prophylactiques à prendre dans les maisons et dans la rue.

— Prophylaxie appliquée aux moyens de transport (voitures, wagons, bateaux).

— Conseils hygiéniques aux tuberculeux et protection de leur entourage.

— Maisons insalubres, hôtels, chambres meublées, ateliers.

— Diffusion des notions relatives à la prophylaxie de la tuberculose parmi les indigènes.

— Dispensaires antituberculeux.

Dans leur étude, les divers rapporteurs ont essayé d'indiquer les moyens les plus pratiques pour la lutte contre la tuberculose en Egypte, les uns devant être appliqués par la Ligue elle-même, tandis que les autres seraient indiqués aux pouvoirs publics, gouvernement, municipalités, administrations, communautés, qui ont le devoir de les imposer par tous les moyens, en luttant par la persuasion ou même par la force contre l'ignorance ou les préjugés du public.

La Ligue s'efforce de faire l'éducation de tous en vue de la lutte sociale contre la tuberculose. Elle a déjà créé à Alexandrie *deux dispensaires anti-tuberculeux*, système Calmette, l'un dans un quartier européen, rue Tewfick, l'autre dans un faubourg indigène (Kom et Chougafa).

On y distribue gratuitement des ordonnances, des médicaments, des crachoirs, des vêtements. Les soins et la surveillance s'exercent même au domicile des malades ; des désinfections sont pratiquées, des antiseptiques distribués.

Nous ne possédons en Egypte aucun sanatorium anti-tuberculeux ; nous préférons, avons-nous dit plus haut, envoyer nos malades à la montagne toutes les fois que la chose est possible.

Il nous a paru plus utile de songer à la création d'un *Hôpital spécial d'isolement* pour les malades alités. Mais il faut pour cela un capital que le *Comité financier* est chargé de recueillir.

En attendant l'édification de cet établissement qui sera comme les dispensaires une *Ecole et un instrument de prophylaxie*, la ligue égyptienne organisera de plus en plus *la guerre aux crachats* ; elle s'efforcera d'obtenir *la déclaration obligatoire des cas de tuberculose ouverte, chez le vivant*, but difficile à atteindre, mais dont l'utilité serait immense (propagation du mal par cuisiniers, domestiques, concierges de race noire ; désinfection périodique et obligatoire des locaux, chambres, boutiques, ateliers, par exemple ceux des fabricants de cigarettes, etc. occupés par des tuberculeux).

Elle s'efforcera par tous les moyens dont elle dispose de répandre *les notions d'hygiène anti-tuberculeuse,* dans toutes les classes sociales et notamment dans les milieux populaires indigènes.

Il faudra de grands efforts et le gouvernement prêtera, espérons-le, son concours à la Ligue, car il y a énormément de résistances à vaincre dues aux préjugés, et de mauvaises habitudes à redresser.

« Si l'on veut se rendre compte de ce que l'hygiène combinée à l'heureuse influence du climat peut produire sur la phtisie, il suffit d'examiner les statistiques des grandes prisons d'Egypte.

« Il y a peu de temps la mortalité par tuberculose y était aussi élevée que dans les prisons d'Europe. Mais depuis que de sages mesures d'hygiène ont été appliquées à Tourah, la diminution a déjà été de 25 0/0 » (Engel bey).

L'Egyptien est indolent et fataliste ; il ne faudra pas se lasser de le stimuler et de lui redire : « Aide-toi donc un peu, *ton* ciel t'aidera beaucoup ».

INDEX BIBLIOGRAPHIQUE

(I.-I.-B).

DESGENETTES. — *Travaux et mémoires des médecins de l'Expédition d'Egypte.*

LOUIS FRANCK, Médecin de l'armée d'Egypte. — *Mémoires sur le commerce des nègres au Caire et sur les maladies auxquelles ils sont sujets.* Paris, 12 thermidor an X.

CLOT BEY. — *Aperçu général sur l'Egypte.* Paris, 1840, t. 2, p. 373.

NOURSE (W. E. C.). — Values of the climate of Egypt in consumption cases. *Lancet.* London, 1854, I. 67.

HELFFT. — Das Clima Ægyptens und seine Wirkung in Krankheiten. *Deutsche Klinik.* Berlin, 1855, VII, 85-88.

NITZSCH (K. G. E.). — Ægyptens Clima und seine Einfluss auf Leidenden. *Deutsche Klinik.* Berlin, 1856, VIII, 488-491.

PATTERSON (J.). — Egypt und the Nile considered as a winter resort for pulmonary and other invalids. *London*, 1857-80.

DICKINSON (J.). — Egypt and Nubia ; their climate character and merits as a winter residence for the invalid. *Liverpool. Med. Chir. J.*, 1858, II, 188-203.

UHLE (J. B.). — Der Winter in Oberægyptens als klimatisches Heilmittel. Leipzig, 1858.

RULLMANN. [— Die bisherigen Erfährùngen uber das Klima von Ægypten und seine therapeutische Bedeutung. *Arch. f. physiol. Heilk.* Stuttgart, 1859, III, 389-403.

RULLMANN. — Das Klima Ægyptens. *Monatsbl. f. Med. statist. u. öff. Gsundtspflg.* Brunschweig, 1859, 17-22.

REIT (W.) BEY. — *Ægypten als Winteraufentalt für Krankenzugleich ein Fuhrer für Cairo und Umgegend.* Braunschweig, 1859-12°.

WEIL (W.). — Bericht über die Wirkungen des Klimas von Ægypten auf Brustkranken. *Arch. f. path. Anat.* Berlin, 1862, XXIV, 33-56.

WILLEMIN (A.). — Sur le climat de l'Egypte. *Gaz. hebd. de méd.* Paris, 1863, X, 105.

ZAGIELL (J.).— *Du climat de l'Egypte et de son influence sur le traitement de la phtisie pulmonaire.* Paris, 1866, 8°.

ROSSI BEY (E.). — *Geografia medica dell'Egitto.* Livorno, 1870, 8°.

IPSENS (E.). — Nogle Bemerknienger om Ægyptens Winterklima. *Hosp. Tid. Kjobenh.* 1873, XVI, 89.

WALLIS (C.). — Om Ægyptens Klimat. *Hygiea,* Stockholm. 1873, XXXV.

WALKER (A. D.). — *Egypt as a health resort, with medical and other hints for travellers in Syria.* London, 1873.

LENDER. — Ein Luftkurort der Wüste (Hélouan). *Deutsche Klinik,* Berlin, 1874, XXVI, 385-87.

HOWARD (B.). — Egypt as a health resort, warning to invalides. *N. York. M. J.*, 1876, XXIV, 523-529.

GOLDTDAMMER. — Zur medicinischen Klimatologie von Ægypten. *Deutsche med. Woch.* Berlin, 1881, VIII, 689-705.

ENGEL (F.). — Die klimatischen Verhältnisse des Schwefelbades und Kurorter Helouan in der Arabischen Wüste. *Oesterr. badezeitig.* Wien-1881, X.

PETERS (G. H.). — *Die Klimatischen winterkurortes Ægyptens.* Leipz, 1882, 80.

GOLDTDAMMER. — Ueber medicinische Klimatologie von Ægyptens, *Zeitschr. f. klin. Med.* Berlin, 1882. IV.

ROCHEFORT (E.). — Egypte. *Dictionn. Encyclop. des sc. médic.* de DECHAMBRE. Paris, 1885, XXXIII-1, 33.

HIRSCHBERG (J.). — Ægypten als klimatischer Kurort, *Deutsche med, Woch.* Leipz. 1889, XV.

SAWILL (T.). — The winter climate of the Nile. *Lancet,* London, 1889, II.

THOMPSON (E. S.). — *The climate of Egypt Practitionner.* London, 1895.

WILLIAMS (P. W.). — Notes on Egypt as a health resort. *Bristol. M. Chir. J.*, 1895, XIII.

SANDWITTE (F. M.). — Cairo and the Pyramides as a health resort. *Practitionner.* London, 1890.

PETERSEN (F.). — *Wintering in Egypt.* New-York, 1892.
— Wintering in Egypt. *Med. Record.* New-York, 1892.

BENTLY (A. J. M.). — Practical hints for invalids on the maintenance of health in the climato of Egypt; with some suggestions to medical men as to their selection of case suitable for residence there. *Brit. med. J.* London, 1894-II.

Canney (L.). — The influence of the climate of Egypt upon disease. *Lancet.* London, 1894, II, 970-972.

Finzes (A). — *Helouan near Cairo, as a health resort and bathing sta tion.* Cairo, 1895, 2e éd.

Hardwick. — Egypt for invalides. *Dublin J. M. Sc.*, 1895, XCIX, 462-74.

Lange. — Ægypten als Winterstation. *Deutsche med. Woch.* Leipzig. Berlin, 1895-XXI.

Roux (E.). — Le climat hivernal de l'Egypte. *Journal d'hygiène.* Paris, 1896, 4 juin.

Weisgerber. — Biskra et Helouan, *Revue d'hygiène thérap.*, Paris, 1896, VIII.

Von Hintzen (A.). — Die Kurorte Ægyptens, *St.-Petersb. med. Woch.*, 1896, XIII.

Williams (C. T.). — The winter climate of Egypt. *Brit. M. J.*, London, 1896, I.

Revue scientifique. — *Le climat d'hiver en Egypte*, 1897, n° 1.

May (W. P.). — Helouan its climate, waters and recentes improvements, *Lancet*, London, 1897, II.

May (W. P.). — *Helouan and Egyptian desert.* With articles by A. H. Sayce and G. Schweinfurth, London, 1901.

Ibrahim pacha. — La tuberculose en Egypte. *Rapport au 1er congrès égyptien de médecine*, Caire. Imprimerie nationale, 1902.

Madden. — La tuberculose chirurgicale en Egypte. *Rapport au 1er congrès égyptien de médecine*, Caire, Imprimerie nationale, 1902.

Engel bey. — Le climat de l'Egypte, *Rapport au 1er congrès égyptien de médecine*, Caire. Imprimerie nationale, 1902.

Rieffel (A.). — L'hiver en Egypte. *Revue scientif.*, Paris. 1903, XX.

Morill (F. G.). — The invalid's Egypt. *Boston M. S. J.*, 1903.

Engel bey. — *Das Winterklima Egyptens. Dargestellt fur aerzte und Kranken. Nebst Winken betreffs der Reise und des Aufenthalls in aegyptischen Kurorten*, Berlin, 1903 (Hirschwald, 96 p.).

Goebel. — Wie lebt man in Ægypten. *Münch. und Woch.*, 1903, n° 52.

Plehn (F.). — Ueber die Klimakur der Tuberculose in Ægypten und die Begründung eines Sanatorium in der Wüste bei Helouan. *Zeitschr. f. tub in Heistatt*, 1903, oct. Bd. V. H. I, 29-44.

ZINN. — L'Egypte comparée à la Rivière. *Gaz. d'Eaux*, Paris, 1904, XLVII, 388.

FRIM. — Egyptian Healtts resorts. *Budapeste orv ujsag.*, 1904, II, 943-948.

MORRILL. — The assouan cure. *Boston M. S. J.*, 1904, 440-442.

PETIT (H.). — Notes sur le climat d'Egypte. *Gaz. des hôpit.*, Paris, 1904, XXVII.

FROMHERZ (E). — Wie lebt man in Ægypten. *Münch. med. Woch.*, 1er mars 1904, 391.

BECKER (V.). — Ægypten und die tuberculose. *Münch. med. Woch.* 1er mars 1904.

SCHACHT (E.). — Assuan in Ober ægyptens. *Balnéoth. Centr.Ztg.*, Berlin, 1905.

FRIM. — Ueber die Kurorte Ægyptens. *Berlin, klin therap. Woch.*, 1905 et *Wien, klin. therap. Wochenschr.*, 1905.

VALASSOPOULO. — La tuberculose en Egypte. Alexandrie, Penasson, 1905 et *Revue internationale d'Egypte.*

ENGEL BEY.— *Statistique sanitaire des villes d'Egypte*, Ministère de l'intérieur, Imprimerie nationale, Caire, 1886-1905, *Bulletin hebdom.*

Imp. J. Thevenot, Saint-Dizier (Haute-Marne).

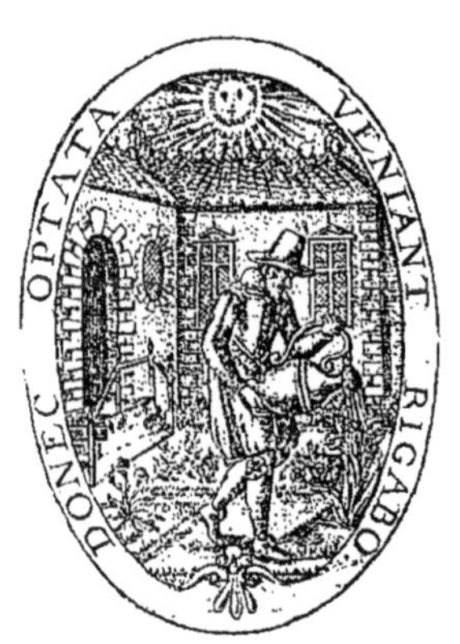
DONEC OPTATA VENIANT RIGABO

www.ingramcontent.com/pod-product-compliance
Ingram Content Group UK Ltd.
Pitfield, Milton Keynes, MK11 3LW, UK
UKHW020503220726
13923UKWH00006B/2738